AF403733

Contribution à l'étude

des

Souffles dans l'artère crurale

(Arterites toxiques) — (Arterites infectieuses)

Par

Georges Leroy

Docteur en Médecine de la Faculté de Paris
Ancien interne des Hôpitaux et de la Maternité de Rouen
Lauréat de l'École de Médecine de Rouen
Concours 1881-1882 et 1883-1884, médaille d'argent
Prix Fillore 1885-1886, médaille d'or et 1000 fr.
Lauréat des Hôpitaux
Concours 1881-1882 et 1882-1883, médaille d'argent
Médaille d'honneur du Ministère de l'Intérieur (onze sauvetages)
Médaille d'argent des Épidémies (choléra 1892)

Rouen

Imprimerie Cagniard, Léon Gy, neveu et successeur
rues Jeanne-Darc, 88, et des Basnage, 5

—

1894

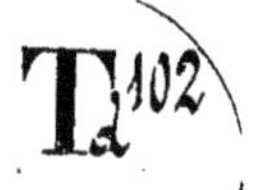

Contribution à l'étude

des

Souffles dans l'artère crurale

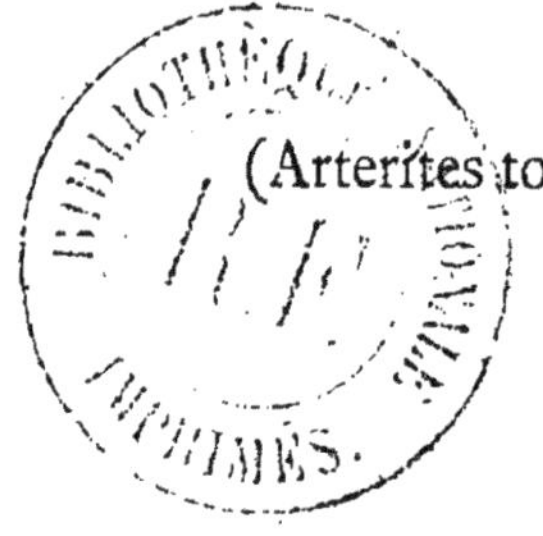

(Arterites toxiques) — (Arterites infectieuses)

Par

Georges Leroy

Docteur en Médecine de la Faculté de Paris
Ancien interne des Hôpitaux et de la Maternité de Rouen
Lauréat de l'École de Médecine de Rouen
Concours 1881-1882 et 1883-1884, médaille d'argent
Prix Fillore 1885-1886, médaille d'or et 1000 fr.
Lauréat des Hôpitaux
Concours 1881-1882 et 1882-1883, médaille d'argent
Médaille d'honneur du Ministère de l'Intérieur (onze sauvetages)
Médaille d'argent des Épidémies (choléra 1892)

Rouen

Imprimerie Cagniard, Léon Gy, neveu et successeur

rues Jeanne-Darc, 88, et des Basnage, 5

—

1894

Td 102

176

A ma Famille,

A mes Parents,

A mes Amis.

A mes Maîtres
dans les Hôpitaux de Rouen.

———

Aux Membres du Corps médical
Havrais.

A mon Président de Thèse

Monsieur le Professeur Brouardel

Doyen de la Faculté
Membre de l'Institut
Membre de l'Académie de Médecine
Membre de l'Académie des Sciences
Médecin des Hôpitaux
Commandeur de la Légion d'honneur.

Hommage de ma profonde reconnaissance.

AVANT-PROPOS

J'ai l'honneur de présenter un mémoire dont tous les éléments ont été soumis à mon observation dans le service de clinique médicale de mon vénéré et regretté Maître, le professeur Leudet, à l'Hôtel-Dieu de Rouen.

Qu'il me soit permis d'adresser à Leudet, dont le souvenir est toujours présent à ma pensée, un témoignage de profonde reconnaissance pour l'enseignement clinique qu'il me donna en 1886, année où j'eus le bonheur d'être son interne ; l'année suivante, j'avais le triste privilège d'adresser sur sa tombe un dernier hommage au nom des Élèves de l'École de Médecine de Rouen.

Leudet me dit en 1886 : « Examinez toutes les artères crurales, palpez-les, auscultez-les ; souvent, plus souvent qu'on ne le pense, on y trouve des souffles pathologiques : faites-en un tableau clinique, et vous pourrez en tirer une conclusion. »

Leudet, éminent clinicien, recherchait les faits

et les processus pathologiques ; il laissait de côté tout ce qui est hypothèse et doctrine ; l'observation clinique le guidait toujours, mais il entrevoyait souvent juste, et, comme l'a dit le professeur Bouchard, *il traça bien des fois le sillon que d'autres ont creusé depuis.*

Mon mémoire a pour titre :

Contribution à l'Étude des Souffles dans l'artère crurale.

Chaque jour, du 1er janvier 1886 au 1er août 1886, il m'a été donné de suivre un certain nombre de malades chez lesquels j'avais découvert, à l'auscultation, un souffle dans l'artère crurale.

Toutes les observations que j'ai réunies et que je vais publier ont été prises devant Leudet et ont été contrôlées par lui ; depuis 1887 que je suis établi au Havre, j'ai pu réunir quelques observations, mais, je l'avouerai, avec difficulté, car, en clientèle, il n'est pas toujours possible de découvrir un malade ou une malade et de lui ausculter l'artère crurale ; la famille, les parents, les amis qui entourent le lit du patient ne voient à ce moment qu'un praticien *qui guérit quelquefois, soulage souvent et console toujours.*

Avant d'entrer dans le corps de notre sujet, qu'il me soit permis d'exprimer ici toute notre gratitude à nos maîtres dans les Hôpitaux et à l'École de Médecine de Rouen. Nous remplissons un devoir qui nous est cher en remerciant MM. les docteurs Delabost, Petel, François Hue, Thierry ; j'adresserai un pieux souvenir au professeur Dumesnil.

Que tous les membres du syndicat des médecins du Havre acceptent l'expression de notre plus vive reconnaissance pour toute la sympathie qu'ils ont eue pour nous ; remercions, en particulier, le docteur Jean Lorentz pour les avis sages et éclairés qu'il nous a donnés lors de ses consultations au Dispensaire Dolfus ; remercions également, MM. les docteurs de Lignerolles, Fauvel père, Caron et Courbet de leurs excellents conseils et de leur sincère amitié : j'aurais voulu m'acquitter de la même dette envers mon parent et ami, le docteur Leprevost, mais la mort l'a ravi à la science, à sa famille et à ses confrères.

CHAPITRE I

Si j'ouvre le *Dictionnaire des Sciences Médicales* de Dechambre, je lis ces lignes :

« Les souffles vasculaires sont rarement dus à des lésions matérielles de l'appareil circulatoire, presque toujours, ils sont inorganiques et liés à de simples modifications fonctionnelles ; parfois même on peut les faire naître de toutes pièces par une compression ménagée des artères. »

Plus loin :

« Dans les artères périphériques les bruits de souffle sont dus à la propagation des souffles cardiaques, et ils ne s'entendent que dans les artères voisines du cœur ; d'autres naissent sous l'influence de troubles fonctionnels encore mal connus ; d'autres enfin peuvent être déterminés artificiellement par la pression du stéthoscope. »

Donc, la pression exercée par le stéthoscope est l'une des conditions extérieures et invoquées qui influe le plus sur la production, la nature et l'intensité des souffles dans les artères.

L'oreille armée du stéthoscope entend, dans les grosses artères à l'état physiologique, un bruit sourd avec impulsion qui coïncide avec la systole des ventricules du cœur et qui est dû au passage du sang ; ce bruit, d'autant plus fort qu'on le cherche plus près du cœur, est très appréciable dans les artères carotides et les artères crurales ; il varie dans sa force avec l'âge et la constitution vigoureuse ou faible de l'individu.

Il est vrai qu'une légère pression du stéthoscope en bois ou en métal, rétrécissant l'artère, donne lieu physiquement à un bruit de souffle, qui n'a rien de pathologique, et qu'une pression plus forte exagère ce souffle pour le faire disparaître ensuite.

On doit donc faire cette exploration avec soin sans exercer de compression sur les vaisseaux avec le sphygmophone de Richarson, ou celui de Boudet ; mais comme cet appareil, très commode pour l'exploration de l'artère radiale, ne peut s'appliquer que très difficilement sur les autres artères telles que les fémorales, et que je n'avais pas de microphone à transmission, je me suis servi du stéthoscope de Constantin Paul (stéthoscope entièrement en caoutchouc rouge).

Je n'entrerai pas dans la description de cet

instrument, mais on ne peut incriminer ce stéthoscope de produire des souffles, quand ils
n'existent pas, ni de les rendre forts quand ils
sont légers ; je crois donc pouvoir répondre à
cette première objection qu'aucune compression
n'a été faite, et je puis ajouter : *tous les souffles
que j'ai entendus dans les artères crurales,
existaient véritablement et n'étaient pas créés
ni déterminés artificiellement.*

Mais avant d'aller plus loin dans cette étude,
et pour servir de guide, je crois que le moyen le
plus sûr est de présenter les observations per-
sonnelles que j'ai réunies ; toutes les observations
de 1886 ont été vérifiées par Leudet ; celles que
j'ai réunies depuis 1887 n'ont eu aucun contrôle,
mais je les ai prises avec le plus grand soin
possible.

CHAPITRE II

OBSERVATIONS PERSONNELLES

OBSERVATION I

Plaisant (Narcisse), 22 ans, domestique de ferme, entré le 1ᵉʳ mai 1886, mort le 18 mai.

RACHITISME. — SCROFULE. — SYPHILIS HÉRÉDITAIRE. — NÉPHRITE. — ALBUMINERIE. — PURPURA. — PÉRITONITE.

2 mai 1886. — Souffle rapeux premier temps, très fort le long de l'aorte : maximum à droite près de la deuxième côte.

Souffle vasculaire propagé dans tout le dos.

Souffle dans les deux artères crurales.

8 mai 1886. — Souffle au premier temps vers la pointe du cœur, plus doux et plus faible vers l'origine de l'aorte.

A l'autopsie : poumons congestionnés à la base, rate grosse, rein albuminurique, péritonite.

2

Cœur volumineux, pas de liquide dans le péricarde ; au niveau des valvules aortiques concrétions qui se laissent facilement enlever avec le doigt sur deux valvules, sur la troisième valvule, les concrétions sont adhérentes, et crient sous le scalpel. J'ai pu enlever l'artère crurale droite depuis l'anneau crural jusqu'au canal de Hunter ; l'artère crurale était épaissie dans toute son étendue, rigide et dure ; en faisant pénétrer une sonde cannelée par la lumière de l'artère, on reconnaissait nettement que l'artère était rétrécie ; après l'avoir incisée dans sa longueur, on constatait de petites taches et quelques petites plaques faisant saillie à la face interne de l'artère — il y avait donc de réelles lésions d'endartérité.

OBSERVATION II

Despoix (Clémentine), 61 ans, balayeuse, entrée le 22 février 1886, morte le 4 avril 1886.

TUBERCULOSE PULMONAIRE. — Battements très forts sur l'aorte le long du sternum, souffle doux très court au premier temps.

Souffle crural très fort, à gauche seulement.
Souffle intermittent au col.
Pouls faible et synchrone.
8 mars. — Persistance du souffle crural.

Autopsie. — *Poumons très adhérents, vastes cavernes aux deux sommets. Dans une caverne au sommet gauche, on voit un vaisseau pulmonaire complètement disséqué et qui traverse la caverne. — Cœur gros; un peu de liquide dans le péricarde; plaques laiteuses. Rien aux valvules.*

Je me permets d'enlever l'artère crurale gauche depuis l'anneau crural jusqu'au canal de Hunter; l'artère est dure, si je la coupe dans sa longueur, la tunique interne est rouge; il y a de l'augmentation de l'épaisseur de cette tunique qui fait saillie dans la lumière du vaisseau, mais pas sur toute la circonférence; le vaisseau est rétréci. Là encore existent les lésions de l'endartérite.

OBSERVATION III

Comble (Théophile), 30 ans, fileur, entré le 6 février 1886, sorti le 17 février 1886, entré le 15 juin 1886, sorti le 1ᵉʳ juillet 1886.

Tuberculose pulmonaire. — Pendant son premier séjour à l'Hôtel-Dieu, sonorité exagérée en avant; inégalité du pouls; révolution doublée par moments.

Pas de souffle crural.

Pendant son deuxième séjour, battements vermiculaires dans les deux temporales; inégalités cardiaques; bruits du cœur non sentis, mais le poumon recouvre le cœur. Faux pas cardiaques toutes les dix à douze pulsations, puis d'autres fois deux révolutions répétées.

Deuxième bruit aortique renforcé, premier bruit rude à l'aorte. — Pas de souffle au bord gauche du cœur.

Pas de souffle au cou.

Souffle aux deux artères crurales.

Pouls médiocrement développé, ondulant de soixante-huit à soixante-douze pulsations avec inégalités.

OBSERVATION IV

Delahayes (Louis), 57 ans, chauffeur, entré le 28 novembre 1885, sorti le 5 juin 1886.

INSUFFISANCE AORTIQUE. — Pouls régulier, mais lent, quarante, quarante-deux, quarante-quatre, quarante-huit pulsations. Matité précordiale peu exagérée, pointe non sentie.

Souffle au premier temps, maximum près de la cinquième côte au sternum se prolongeant sur l'aorte, intermittent au col, *énorme à l'artère crurale*, très net sur l'aorte abdominale. Léger dédoublement du deuxième bruit du cœur.

Le souffle dans l'artère crurale n'est entendu qu'à gauche.

OBSERVATION V

Guérin (Marie), 44 ans, journalière, entrée le 20 mai 1886.

Fibromes utérins. — Menstrues régulières, très abondantes, suintement sanguinolent persistant.

Souffle intermittent très fort au col sans souffle aortique ou cardiaque.

Souffle dans les deux artères crurales.

OBSERVATION VI

Bonnin (Désiré), 22 ans, infirmier, entré le 9 avril, sorti le 3 mai 1886.

Insuffisance aortique. — A eu deux attaques antérieures de rhumatisme articulaire aigu. — Depuis deux ans dyspneïque, jamais d'œdème des jambes.

Impulsion des artères visible.

La pointe du cœur soulève le cinquième espace intercostal sur une grande étendue sous le mamelon ; matité précordiale très étendue.

Souffle doux, prolongé au deuxième bruit et à l'orifice aortique se prolongeant sur l'aorte où il reste double jusqu'à la crosse de l'aorte.

Premier bruit sourd.

Pouls : 76.

Souffle intermittent très fort à l'axillaire, à l'humérale, *aux deux artères crurales,* et à l'artère pédieuse.

Pouls bondissant, synchrone des deux côtés.

Pas d'état fébrile.

Le 10 avril, on prescrit KBr (1 gr.) et teinture de digitale, 30 gouttes.

15 avril. — On supprime la digitale, car le pouls est tombé à 48. — Peu de frémissement d'artère. — Le souffle double persiste, moins fort dans la région du cœur; même impulsion exagérée des artères du col.

Souffle dans les deux artères crurales.

On donne KBr (1 gr.).

17 avril. — Pouls : 48. — Battements dans la région occipitale. — Un peu de pâleur. — KBr (3 gr.).

Souffle intermittent dans les deux artères crurales.

OBSERVATION VII

Beaurain (Jean-Baptiste), 46 ans, fileur, entré le 20 avril, sorti le 16 mai.

ALCOOLISME CHRONIQUE. — GASTRITE CHRO-

NIQUE. — Est venu plusieurs fois à l'Hôtel-Dieu. Rien au cœur.

Pas de souffle au col.

Souffle intermittent aux deux artères crurales.

OBSERVATION VIII

Bobé (Augustin), 31 ans, mécanicien, entré le 14 janvier 1886, sorti le 21 avril 1886.

HYSTÉRICISME. — Impulsion légère des artères. La pointe du cœur est sentie dans le sixième espace intercostal.

Frémissement systolique dans ce point. — Souffle doux comme ronflant et présystolique avec renforcement de deuxième bruit. — Impulsion cardiaque très forte.

Pouls de tension moyenne et régulier, p. 76. *Souffle dans les deux artères crurales.*

17 janvier. — Deuxième temps dédoublé, impulsion cardiaque très forte.

28 janvier. — La pointe du cœur bat sous la sixième côte. — Léger frémissement cataire. — Dédoublement du deuxième bruit dans toute la région précodiale. Pas d'impulsion aortique, mais le dédoublement s'entend sur l'aorte.

2 mars. — Bruits plus nets à la pointe du cœur et au bord gauche.

Souffle intermittent dans les deux artères cru-
rales.

Sous l'influence de la digitale et du KBr, diminution des battements du cœur; puis on supprime la digitale et les battements reviennent;
on donne à nouveau la digitale; le malade sort
le 21 avril.

OBSERVATION IX

Bonneville (Antoinette), 40 ans, journalière,
entrée le 9 mars 1886.

Tuberculose pulmonaire. — Pas de souffle au
col.
Souffle doux aux deux artères crurales.
Rien au cœur.

OBSERVATION X

Lesage (Eugène), 56 ans, menuisier, entré le
27 février, sorti le 20 avril 1886.

Lithiase biliaire. — 28 février. — Premier
bruit du cœur sourd sans souffle; bruits faibles;
pas de matité.
Souffle doux aux deux artères crurales.
16 mars. — Pas de souffle au col.

Souffle doux, premier temps, vers la pointe, très léger sur l'aorte.

Souffle doux aux deux artères crurales.

OBSERVATION XI

Bailleul (Marie-Armandine), 22 ans, journalière, entrée le 19 mars 1886, sortie le 3 avril 1886.

HYSTÉRO-ÉPILEPSIE. — VAGINISME. — ANÉMIE. TUBERCULOSE PULMONAIRE AU DÉBUT. — Rien au cœur.

Pas de souffle au col.

Souffle intermittent aux deux artères crurales.

OBSERVATION XII

Gonet (Rosine), 40 ans, domestique, entrée le 9 avril 1886, sortie le 19 avril 1886.

ANTÉCÉDENTS : DOTHIENENTERIE. — SYPHILIS. — RETINITE SPÉCIFIQUE. — HYSTÉRIE. — PÉRIMÉTRITE. — Pas de souffle au cœur; un peu d'augmentation de la matité précordiale.

Souffle intermittent aux deux artères crurales.

OBSERVATION XIII

Chazeray (Eugénie), 41 ans, journalière, entrée le 13 février 1886, sortie le 1er mai 1886.

ULCÉRATIONS DU COL DE L'UTÉRUS. — MÉTRORRHAGIES. — Souffle rapeux à la crosse de l'aorte.
Léger souffle au col.
Souffle aux deux artères crurales très fort et rapeux.

OBSERVATION XIV

Rocher (Joséphine), 47 ans, femme de ménage.

MÉNORRHAGIES. — PÉRITONITE PELVIENNE. — Bruits du cœur sourds.
Léger dédoublement du deuxième bruit, par moment, près du sternum ; ailleurs, ce bruit est renforcé et comme claqué.
Pouls radial petit, synchrone des deux côtés.
Souffle intermittent très fort aux deux artères crurales ; à sa sortie le 27 mars 1886, ce *souffle crural* persiste toujours.

OBSERVATION XV

Blaise (Louis), 48 ans, garçon d'hôtel, entré le 8 mars 1886, sorti le 27 mai 1886.

BRONCHITE TUBERCULEUSE. — Lésions tuberculeuses avancées aux deux sommets, premier bruit du cœur couvert.

Rien au col.

Souffle dans les deux artères crurales.

OBSERVATION XVI

Milcent (Angèle), 19 ans, cuisinière, entrée le 19 mars 1886, sortie le 31 mai 1886.

ANÉMIE, CHLOROSE. — COURBATURE. — Expiration prolongée aux deux sommets.

Rien au cœur.

Souffle doux intermittent au col.

Souffle doux léger aux deux artères crurales.

OBSERVATION XVII

Lefebvre (Aimable), 55 ans, journalier, entré le 22 janvier 1886, sorti le 16 février 1886.

SCIATIQUE. — SYPHILIS. — Rien au cœur. Pas de souffle au col.

Souffle rapeux et prolongé dans les *deux
artères crurales*, et notamment, *à gauche* du côté
où siège la sciatique.

OBSERVATION XVIII

La Rose (Eugénie), 18 ans, couturière, entrée
le 24 février 1886, sortie le 1er mai 1886.

SATURNISME. — ANÉMIE. — Empoisonnement
saturnin chronique lent, d'une année de durée,
par la fabrication des mèches à fumer au chro-
mate de plomb.

Souffle au col.

Souffle doux aux deux artères crurales.

3 mars. — *Souffle doux lointain à l'artère crurale gauche.*

Souffle au col.

8 mars. — *Souffle aux deux artères crurales.*
— Souffle au col presque continu et à renforcement.

1er mai. — *Souffle léger aux deux artères crurales.*

OBSERVATION XIX

L'Huintre (Armand), 41 ans, charron, entré le
3 mars 1886, sorti le 16 mars 1886.

Rhumatisme chronique depuis 20 ans. —
Bruits aortiques claqués.

Rien au cœur.

Pas de souffle au col.

Souffle intermittent aux deux artères crurales.

OBSERVATION XX

Baillard (Joseph), 27 ans, homme d'équipe au chemin de fer, entré le 26 février 1886, sorti le 14 mars 1886.

Angine pseudo-membraneuse. — Bruits aortiques claqués.

Rien au cœur.

Rien au col.

Souffle intermittent aux deux artères crurales.

OBSERVATION XXI

Debos (Louise), journalière, entrée le 27 février 1886, sortie le 14 mars 1886.

Végétations fongueuses du col. — Ménorrhagies. — Souffle doux, premier temps, très limité, maximum un peu en dedans du mamelon sans augmentation de la matité précordiale.

Pas de souffle sur l'aorte.

Souffle doux intermittent à l'artère carotide

Souffle doux intermittent aux deux artères crurales.

OBSERVATION XXII

Guillot (Georges), 20 ans, peintre en bâtiments, entré le 12 mars 1886, sorti le 21 mars 1886.

SYPHILIS. — Jamais de maladie grave antérieure. Jamais d'accidents saturnins.

Est entré pour des plaques muqueuses de la gorge.

Souffle intermittent au col.

Souffle très fort, presque musical, avec modulation aux deux artères crurales.

Telles sont les vingt-deux opérations que j'ai réunies dans le service de Leudet ; elles comprennent douze observations du sexe masculin et dix observations du sexe féminin ; et deux autopsies (Obs. IV et XII). Je vais ajouter à ces vingt-deux observations celles que j'ai réunies depuis que je suis établi au Havre ; malheureusement elles sont peu nombreuses.

OBSERVATION XXIII

S.... (François), 30 ans, employé de commerce.

SYPHILIS. — A eu des accidents syphilitiques

il y a cinq ans. — Chancre, roséole, plaques. — Me fait demander pour des douleurs sourdes qu'il ressent dans les membres inférieurs. — Légère anesthésie des membres inférieurs; sur la crète du tibia gauche, il y a une petite exostose.

A l'auscultation, rien au cœur.

Bruits aortiques claqués.

Rien au col.

Souffle intermittent aux deux artères crurales.

Je le soumets à l'iodure de potassium et je lui fais appliquer *vigo cum mercurio* sur son exotose. — Un mois après, je revois mon malade, les douleurs dans les membres ont disparu, et le *souffle dans les deux artères crurales n'existe plus.*

OBSERVATION XXIV

V..., 36 ans, ménagère.

Tuberculose pulmonaire. — Se surmène beaucoup pour aller en journées. — A eu quatre enfants, dont trois sont morts en bas âge. — A eu plusieurs bronchites. — A craché du sang. — A l'auscultation, légers craquements aux deux sommets. — Sensibilité exagérée à la pression sur la poitrine. — Dyspnéique. — Matité précordiale un peu augmentée.

Pas de souffle au cœur.

Souffle intermittent au col.

Souffle doux intermittent aux deux artères crurales.

Comme traitement, iode et tannin.

Deux mois après, je revois la malade ; le souffle persiste dans les deux artères crurales, mais il est plus léger.

OBSERVATION XXV

X... (Charles), 40 ans, ouvrier dans une usine de bois de campêche.

BRONCHITE CHRONIQUE. — ALCOOLIQUE. — Cet ouvrier travaille depuis douze ans dans une usine de bois de campêche. — Il a dû arrêter plusieurs fois pour des bronchites : je lui ai donné mes soins en 1892 et 1893. — Au mois de novembre je l'examine et j'ausculte son artère crurale. — Je découvre *un souffle rude, même dur, aux deux artères crurales.* — Au col, souffle léger.

Au cœur, à la percussion, augmentation de la matité, impulsion cardiaque très vive ; à l'auscultation les bruits du cœur sont sourds, profonds, sans aucun souffle.

Le foie déborde le rebord des fausses côtes de plusieurs travers de doigt. — Il est bon d'ajouter que mon ouvrier est un potatorius, comme disait Leudet.

Au poumon à la percussion, résonnance exagérée du thorax; à l'auscultation, diminution du bruit respiratoire, râles ronflants, sibilants disséminés dans toute la poitrine.

Crachats épais, opaques, noirs, parfois verdâtres. Anesthésie légère à la face, sur le front et les joues; anesthésie aux membres inférieurs et supérieurs.

Comme traitement, je lui donne de la teinture de lobelie et l'iodure de potassium. — Au mois de janvier 1894, il prend de l'huile de foie de morue créosotée; au mois de mars, il reprend de l'iodure de potassium.

Au mois de mai 1884, l'état général est bien meilleur. — Il continue son travail à l'usine.

Le souffle crural persiste mais il est plus doux.

OBSERVATION XXVI

André..., 40 ans, matelot.

ALCOOLISME, SYPHILIS. — A fait de nombreux voyages aux Messageries nationales. — Depuis deux ans, a des pituites tous les matins, mange peu, n'a pas d'appétit, vomit aussi aussitôt après manger. — A eu des accidents syphilitiques il y a cinq ans et prétend que ce sont les dépuratifs qu'il a pris qui lui ont abîmé l'estomac. — Se trouve toujours mieux quand il reste chez lui au repos.

Mandé près de lui en décembre 1893, je le condamne à la chambre et ne lui prescris que du lait et de l'eau bicarbonatée.

Entre temps, je l'avais ausculté; un peu de voussure du thorax; aux poumons, ronchus légers disséminés dans la poitrine; au cœur, un peu de matité; le foie ne paraissait pas augmenté de volume.

Pas de souffle au col.

A l'artère crurale, souffle intermittent dans les deux artères, mais le souffle à gauche est plus manifeste.

En janvier 1894, j'observe les mêmes symptômes au point de vue de l'auscultation.

(Lait et condurango).

En mars, *mêmes souffles dans les deux artères crurales.* — L'estomac étant dans les meilleures conditions, je prescris un peu d'iodure de potassium, 0,50 cent.

A la fin mars, le *souffle* était *disparu complètement dans l'artère crurale droite,* il existait toujours *à gauche.*

En mai, je revois mon malade pour la dernière fois; l'estomac va très bien, l'appétit est bon; il n'y a ni vomissements, ni envies de dormir, ni pituites; les selles sont régulières.

Pas de souffle dans l'artère crurale droite; souffle intermittent dans l'artère crurale gauche.

TABLEAU DES OBSERVATIONS

Donc, après avoir présenté les observations de nos malades et avoir décrit les signes auscultatifs qui étaient intéressants pour notre sujet, nous pouvons dresser le tableau suivant.

I. — Misère physique

1º Empoisonnement.
- Syphilis. (Obs. I, XII, XVII, XXII, XXIII, XXVI.)
- Athéromes. (Obs. IV.)
- Alcoolisme chronique. (Obs. VII, X, XXV, XXVI.)
- Saturnisme chronique. (Obs. XVIII.)

2º Vieillesse (Peter).
- 1º Répétition incessante du choc du sang contre la paroi vasculaire par le fait même de la vie. (Obs. XIX.)
- 2º Diminution de la résistance de cette paroi par le fait de la caducité générale de l'être.

3º Misère proprement dite.
- Hystérie. (Obs. VIII.)
- Chloro-anémie. (Obs. I, V, XIII, XIV, XVI, XXI.)
- Rachitisme. (Obs. II).
- Tuberculose. (Obs. II, III, IX, XI, XV, XXIV, XXV.)

II. — Causes cardiaques

1º Hypertrophie du cœur. (Obs. XX.)
2º Insuffisance aortique. (Obs. IV, VI.)

CHAPITRE III

RAPPORTS DU SOUFFLE CRURAL

1° Avec l'état fébrile et le pouls ;

2° Avec les autres souffles artériels ;

3° Le souffle dans l'artère crurale peut-il exister seul sans exister dans d'autres artères ?

Le souffle crural peut exister lorsque les malades ont une température élevée et le pouls fréquent, ce que nous avons observé chez des tuberculeux, qui avaient des poussées aiguës avec frisson et élévation thermométrique, mais ce même souffle peut être entendu lorsque la température est normale, et nous avons eu deux malades (Obs. IV et VI) ayant 40, 44, 48 pulsations, et avoir un souffle dans l'artère crurale.

Certains malades présentent des souffles dans les artères carotides, fémorales, humérales. Notre vénéré maître Leudet nous a dit en avoir entendu un dans l'artère pédieuse, nous-même en avons eu un cas (Obs. VI) ; chez les uns, on constate un souffle aux artères carotides seules ; chez d'autres, aux artères carotides et fémorales.

(Obs. I, II, V, VI, VIII, XII, XIII, XVI, XVIII, XXI, XXII, XXV.)

Chez d'autres, aux fémorales seules. (Obs. III, IV, VII, IX, X, XI, XIV, XV, XVII, XIX, XX, XXIII, XXIV, XXVI.)

Ici, je répondrai à cette deuxième objection que dans les artères périphériques les bruits du souffle ne s'entendent que dans les artères voisines du cœur, en disant que sur 26 observations, 14 fois nous avons entendu un souffle dans l'artère crurale, là seulement, et sans qu'il y ait des grosses lésions au cœur et sans qu'il y ait de souffles dans les artères carotides.

CHAPITRE IV

ÉTIOLOGIE

1° AGE. — Le souffle crural peut exister à tout âge ; l'âge avancé n'est qu'une cause prédisposante, car bien des vieillards, même très âgés, en sont exempts, et d'ailleurs on l'observe chez des individus jeunes ; nos recherches ont porté sur des malades de *20 à 60 ans*.

2° SEXE. — Le sexe a peu d'influence ; on pourrait croire que le souffle crural existât plus souvent chez les femmes que chez les hommes, c'est le contraire ; il semblerait que la chlorose et l'anémie déterminant des souffles vasculaires, ces souffles seraient plus fréquents chez la femme ; il n'en est rien, du reste les souffles anémiques sont moins fréquents chez la femme que chez l'homme (Leudet). Nous présentons 26 observations, il y a 15 du sexe masculin et 11 du sexe féminin.

CHAPITRE V

ÉTIOLOGIE

CAUSES DÉTERMINANTES

Trois questions se sont présentées à notre pensée :

1° Est-ce une altération du sang ?

2° Est-ce dû à une influence nerveuse ?

3° Est-ce dû à une lésion de la paroi ?

Sur les deux premières questions, nous allons répondre avec les opinions émises par différents auteurs ; sur la troisième, nous répondrons avec le résultat de nos observations.

1° EST-CE UNE ALTÉRATION DU SANG ?

Pour MM. Andral et Becquerel, il résulte de leurs analyses chimiques que les souffles vasculaires peuvent être perçus sans que le chiffre des globules soit inférieur au chiffre moyen physiologique.

Pour Bouillaud, lorsque les artères sont un peu molles et flasques, qu'elles contiennent

moins de sang qu'à l'état normal ou qu'elles contiennent un sang trop liquide, trop aqueux, le
bruit est moins sourd, imite le bruit du flot et
tend à passer au bruit de souffle.

M. Peter établit que les souffles vasculaires
peuvent disparaître en quelques heures chez le
même malade sans que, évidemment, la crase
du sang ait pu être modifiée d'une façon sen-
sible.

M. Potain, sans rejeter le spasme invoqué
par M. Peter, rapporte les expériences qu'il a
faites et desquelles il résulte que plus le liquide
en circulation est fluide, et plus intense est le
souffle qu'il produit en circulant dans des tubes ;
ainsi des bruits très forts entendus, lorsque c'est
de l'eau ou du sérum qui circule, disparaissent
quand le sang remplace ces liquides. Mais plus
grande est la fluidité du liquide, plus rapide est
sa circulation, de sorte que tout se résume dans
une question de vitesse de circulation. Or, comme
les hématies diminuent, le sang est moins dense
et plus fluide, il s'ensuit que la vitesse du liquide
doit être accélérée, et que les conditions produc-
trices du souffle vasculaire sont réalisées.

2° EST-CE UNE INFLUENCE NERVEUSE ?

Un sang plus fluide coule plus vite, et c'est
une condition favorable à la réalisation des
souffles vasculaires ; mais un sang plus fluide est

moins riche en globules ; il est moins nutritif et excite moins le système nerveux, et alors apparaît la lésion de la paroi, qu'elle se rattache paralytiquement ou qu'elle se contracte spasmodiquement. Ce fait importe peu ; ce qui est intéressant, c'est qu'une perturbation ait lieu, temporaire et fugitive, comme tout ce qui est vivant ; perturbation qui modifie momentanément la circulation de façon à produire un souffle vasculaire.

Le professeur Germain Sée invoque pour la production de ce souffle vasculaire, l'influence nerveuse qui est en jeu dès que le sang se modifie ; il y a diminution de tension du sang par suite du relâchement des vaisseaux. Ainsi pour ce professeur les conditions matérielles de la production des bruits vasculaires sont : la faiblesse permanente, la faible tension des artères, l'écoulement accéléré et bruyant du sang, qui passe facilement de l'artère dans les artérioles.

3º Est-ce dû a une lésion de la paroi ou a des lésions spéciales ?

D'après Lobstein et Rokitansky, l'artère crurale est au sixième rang pour les lésions d'endartérite et de dégénérescence artérielle.

D'après Cornil et Ranvier (page 564, 566), on a trouvé des lésions de l'endartérite chronique chez les syphilitiques, les saturnins, et en général, chez tous les individus dont la constitution a subi de profondes altérations par le fait d'une maladie grave.

Du tableau que nous avons dressé avec nos observations recueillies, nous arrivons à conclure que nos malades étaient, ou tuberculeux, ou syphilitiques, ou alcooliques; or, ces maladies, comme nous venons de le voir d'après Cornil et Ranvier, sont des causes de lésions d'endartérite et, en cela, nous sommes d'accord avec le professeur Dieulafoy, qui dit, dans son *Traité de pathologie interne* : « Parmi les maladies à évolution plus lente qui peuvent provoquer l'artérite, on doit citer en première ligne, la tuberculose et la syphilis (page 636). »

Pour nous, nos malades sont atteints d'artérite infectieuse, et le mécanisme nous en semble facile à saisir. Le poison (tuberculose, syphilis, alcoolisme), quelle qu'en soit la variété, véhiculé par le sang, irrite la paroi artérielle et amène la lésion d'artérite.

Or, cette lésion d'artérite, nous l'avons vue dans les deux autopsies que nous relatons (Observations I, Syphilis-Péritonite, et II, Tuberculose pulmonaire). En présence de Leudet, l'autopsie a été faite, pas aussi complète que nous l'aurions voulue, car les corps étaient réclamés par les familles et nous n'avons pu faire de grandes dissections.

Dans les observations I et II, nous avons une artère épaisse, rigide et dure ; la lésion porte sur la tunique interne de l'artère qui est hypertrophiée ; il s'est développé sur cette surface interne de petites plaques ou bourgeons saillants, qui ont diminué la lumière de l'artère ; à la suite de cette lésion, le cours du sang s'est trouvé ralenti dans l'artère crurale ; ainsi donc nous sommes d'accord avec la théorie de Chauveau et de Marrey qui concluent que la condition d'existence des souffles cardiaques comme des souffles vasculaires est le passage du sang d'un point rétréci dans une partie dilatée.

Ainsi se trouve expliqué le souffle que nous avons entendu dans l'artère crurale : lésion de l'endartère par un poison, car d'après M. Thoinot, le mécanisme de l'artérite infectieuse peut être entendu de façons différentes :

1° L'agent pathogène peut agir localement, se fixant sur un point de l'artère et y déterminant les réactions cellulaires qui aboutissent à la lésion inflammatoire ;

2° L'agent pathogène agit non par lui-même, mais par les toxines qu'il secrète et déverse dans la circulation ; c'est alors une véritable *artérite toxique*, mais d'origine spéciale.

Donc, je puis conclure que ces artérites infectieuses évoluent sous l'influence de micro-organisme, cause efficiente de l'infection, à moins toutefois que les produits toxiques secrétés par lui ne puissent être incriminés, artérites toxiques ; néanmoins, je dois dire que dans les artérites toxiques un plus grand nombre d'artères sont malades et les lésions existent dans une plus grande étendue, tandis que dans les artérites infectieuses, le nombre des artères malades est plus restreint et les lésions sont plus limitées, or, dans toutes nos observations recueillies sauf, un cas (Obs. VI), où il y avait des souffles dans les artères crurales, carotides, humérales et pédieuses, nous n'avons jamais constaté de lésions — de souffle — que dans l'artère crurale, ce qui nous amène à dire que les lésions étaient des lésions d'artérite infectieuse.

Pour terminer cette étude anatomo-pathologique, j'insisterai sur ce fait que dans les deux cas autopsiés (Obs. I et II) il y avait absence complète de coagulation sanguine ou de pseudomembrane à la surface du vaisseau, au niveau du point malade. Dans aucun cas, une exsudation plastique n'avait eu lieu sur la membrane interne de l'artère. Ceci vient à prouver que l'inflammation des artères n'a pas pour conséquence essentielle la production d'un dépôt plastique sur la membrane interne.

Dans son mémoire sur la contribution à la séméiologie du rétrécissement des artères du membre supérieur (1887), Leudet avait conclu que le rétrécissement des artères du membre supérieur était presque toujours observé à gauche ; et que le rétrécissement des artères du côté droit était, au contraire, exceptionnel : sur les 26 observations que je présente, 23 fois le souffle était entendu dans les deux artères crurales, 3 fois (obs. II, IV, XXVI) le souffle était entendu seulement à gauche, ce qui arriverait à prouver une ressemblance entre les artères du membre supérieur et inférieur (soit 23 fois à droite, et 26 fois à gauche). Dans l'obs. XVII, le souffle était beaucoup plus manifeste à gauche qu'à droite : également dans l'obs. XVIII, le souffle était mieux entendu à gauche d'abord ; il fut entendu ensuite dans les deux artères crurales.

CHAPITRE VI

NATURE DES SOUFFLES

Nous savons qu'à l'état normal, sur les artères crurales, au pli de l'aine, c'est un bruit
unique qui arrive à l'oreille, mais d'ordinaire peu
intense, de plus en plus faible en suivant la di-
rection des vaisseaux, et ce bruit disparaît au
creux poplité, il est d'autant plus fort, toutes
choses égales d'ailleurs, que la circulation est
plus énergique et plus rapide; c'est ainsi qu'après
une course on le retrouve manifeste à la région
inguinale chez des individus qui n'en présen-
taient pas de traces dans un moment de calme
(Barth et Roger); c'est pour cela que tous nos
malades ont été examinés, le matin, au lit, et je
leur recommandais de ne pas marcher avant
mon examen.

L'examen se faisait, le membre inférieur demi-
fléchi, la cuisse portée dans une légère abduction
et le côté externe soutenu par un oreiller pour
que le membre repose immobile, sans effort
musculaire.

Presque toujours nous avons entendu un souffle simple, intermittent, comme un bruit de soufflet un peu clair, assez semblable à celui que l'on produit avec l'instrument qui porte ce nom et coïncidait avec la diastole artérielle : bruit de souffle organique causé par l'altération de la structure de l'artère ; tous ces souffles étaient simples et ne revêtaient jamais le caractère continu, et ils étaient permanents comme la cause qui les avait produits, à moins que cette cause ne fût modifiée par un traitement approprié (Observations VI, VIII, XIII, XXIV, XXV).

Dans l'observation XIII, il y avait un souffle rapeux très fort.

Dans l'observation XIV, c'était un souffle intermittent très fort.

Dans l'observation XXII, il y avait un souffle musical avec modulation : on entendait plusieurs notes séparées par des intervalles diatoniques facilement appréciables.

CHAPITRE VII

SYMPTOMES

Les symptômes que nous avons recueillis sont à peu près nuls : nous n'avons constaté ni douleurs, ni engourdissements, ni d'œdème, ni cyanose : aucuns troubles trophiques n'ont été reconnus, ni anesthésie, ni hypéristhésie, sauf dans l'observation XXV, mais notre sujet était alcoolique. Le souffle crural que nous avons entendu était cherché chez nos malades, mais rien ne pouvait nous faire supposer son existence.

CHAPITRE VIII

TRAITEMENT

Dans les observations VI, Leudet avait prescrit du bromure de potassium, il y avait eu une action sur le pouls. — Il avait eu ralentissement du pouls, mais aucune action n'avait eu lieu sur la nature du souffle crural; également dans l'observation VIII, le bromure de potassium associé à la digitale avait diminué les battements du cœur. — On avait supprimé le traitement, et les battements étaient revenus; on avait prescrit à nouveau le traitement, mais toujours sans action sur le souffle crural.

Dans les observations XXIII, XXIV, XXV, XXVI, j'ai prescrit le traitement qui me paraissait tout indiqué, l'iodure de potassium.

Dans l'observation XXIII, après un mois de traitement, le souffle crural n'existait plus.

Dans l'observation XXIV, après deux mois (iode et tannin) diminution d'intensité du souffle; également dans l'observation XXV.

Dans l'observation XXVI, sous l'influence du repos et de l'iodure de potassium, après trois mois de traitement, le souffle était disparu à droite, mais existait toujours à gauche.

CONCLUSION

1° L'endartérite localisée n'est pas aussi rare qu'on le croit (Charcot, *Bulletin de la Société d'Anatomie*, 1875, p. 178) ;

2° Les artères du membre inférieur (artère crurale) peuvent présenter des rétrécissements dans différentes parties de leur trajet ;

3° Ces rétrécissements dépendent d'artérites infectieuses ou toxiques localisées avec ou sans lésions simultanées du cœur ou de l'aorte ;

4° Consécutivement à ces rétrécissements, on entend, en auscultant l'artère crurale, un bruit de souffle intermittent ;

5° Le sexe masculin serait plus souvent atteint ;

6° La lésion se manifesterait plus souvent dans l'artère crurale gauche.

Vu :

Le Président de la thèse,

BROUARDEL.

Vu :

Le Doyen,

BROUARDEL.

Vu et permis d'imprimer :

Le Vice-Recteur de l'Académie de Paris,

GRÉARD.

INDEX

Friedreich.	Insuffisance des valvules de la veine crurale, 1874 — 47ᵉ avènement des naturalistes et médecins allemands à Breslau.
Jaccoud.	Dictionnaire en 40 volumes.
Laveran.	Artérité syphilitique, *Semaine médicale*, 1882.
Leudet, de Rouen.	Artérite syphilitique, sa curabilité, — Association française pour l'avancement des Sciences. — Session de Blois, 1884. — Section des Sciences médicales.
	Clinique médicale de l'Hôtel-Dieu, 1874.
	Contribution à la seméiologie du rétrécissement des artères du membre supérieur, 1887.
Peter.	*Gazette des Hôpitaux*, 1886!
Potain.	Souffles provoqués dans les artères crurales, 1887.
Toussaint et Cobrat.	Bruits de souffles artériels multiples. — *Gazette hebdomadaire*, 1874.
Trousseau.	Clinique de l'Hôtel-Dieu. — T. III, pages 537 et 541.

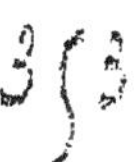

www.ingramcontent.com/pod-product-compliance
Ingram Content Group UK Ltd.
Pitfield, Milton Keynes, MK11 3LW, UK
UKHW022318120726
13694UKWH00004B/1459

9 782013 579407